Raghava Rao N.

Previsão da diabetes utilizando a aprendizagem automática

Raghava Rao N.

Previsão da diabetes utilizando a aprendizagem automática

ScienciaScripts

Imprint
Any brand names and product names mentioned in this book are subject to trademark, brand or patent protection and are trademarks or registered trademarks of their respective holders. The use of brand names, product names, common names, trade names, product descriptions etc. even without a particular marking in this work is in no way to be construed to mean that such names may be regarded as unrestricted in respect of trademark and brand protection legislation and could thus be used by anyone.

Cover image: www.ingimage.com

This book is a translation from the original published under ISBN 978-620-7-64018-8.

Publisher:
Sciencia Scripts
is a trademark of
Dodo Books Indian Ocean Ltd. and OmniScriptum S.R.L publishing group

120 High Road, East Finchley, London, N2 9ED, United Kingdom
Str. Armeneasca 28/1, office 1, Chisinau MD-2012, Republic of Moldova, Europe
Printed at: see last page
ISBN: 978-620-7-70208-4

PREVISÃO DA DIABETES UTILIZANDO A APRENDIZAGEM AUTOMÁTICA

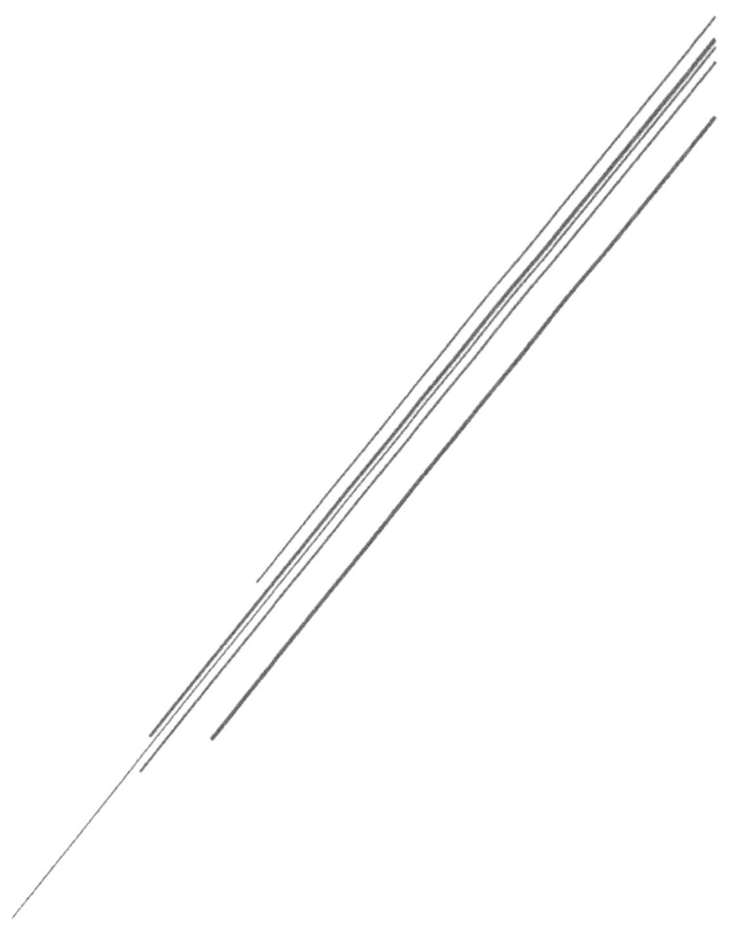

N. RAGHAVA RAO, IT, IARE

Índice

CAPÍTULO 1: INTRODUÇÃO

1.1 Introdução

Na era moderna, as doenças crónicas como a diabetes colocam desafios significativos aos indivíduos e aos sistemas de saúde em todo o mundo. A diabetes, caracterizada pela incapacidade do corpo de produzir ou utilizar corretamente a insulina, pode levar a uma miríade de problemas de saúde se não for tratada. Para lidar com as complexidades da gestão da diabetes, são necessárias soluções inovadoras que aproveitem a tecnologia para fornecer cuidados personalizados e apoio a indivíduos em risco. Com esta visão em mente, estamos a embarcar num projeto inovador para desenvolver uma plataforma web abrangente: o Diabetes Predictor. Esta plataforma inovadora tem como objetivo revolucionar a gestão da diabetes, combinando algoritmos avançados de aprendizagem automática com funcionalidades centradas no utilizador para prever o risco de diabetes, fornecer planos de dieta personalizados e ligar os utilizadores a profissionais médicos relevantes.

A diabetes é um problema de saúde multifacetado que requer uma gestão proactiva para prevenir complicações e melhorar a qualidade de vida. No entanto, as abordagens tradicionais à gestão da diabetes carecem muitas vezes de precisão e personalização, conduzindo a resultados inferiores aos ideais para os indivíduos em risco. O Diabetes Predictor procura colmatar esta lacuna, tirando partido do poder dos dados e da tecnologia para fornecer soluções personalizadas que permitam aos utilizadores assumir o controlo da sua saúde. No centro do Diabetes Predictor está a sua capacidade de modelação preditiva, que utiliza algoritmos de aprendizagem automática para analisar os dados do utilizador e prever a probabilidade de aparecimento da diabetes. Ao tirar partido de uma combinação de dados históricos e de dados em tempo real, a plataforma pode fornecer previsões precisas e atempadas, permitindo uma intervenção precoce e uma gestão proactiva do risco de diabetes.

A funcionalidade principal do Diabetes Predictor gira em torno do seu motor de previsão orientado para a aprendizagem automática. Utilizando um algoritmo sofisticado de Support Vetor Machine (SVM), a plataforma classifica os dados do utilizador para determinar se um indivíduo está em risco de desenvolver diabetes. Esta capacidade de previsão é sustentada por um conjunto de dados robusto que capta uma vasta gama de parâmetros de saúde, incluindo níveis de glucose, IMC, idade e outros indicadores relevantes.

Para além das suas capacidades de previsão, o Diabetes Predictor vai um passo mais além, oferecendo planos de dieta personalizados, adaptados ao nível de risco previsto de cada utilizador. Reconhecendo o papel fundamental da nutrição na gestão da diabetes, a plataforma utiliza directrizes baseadas em provas para recomendar estratégias dietéticas que promovam uma saúde e um bem-estar ideais. Ao capacitar os utilizadores com conhecimentos práticos e orientações práticas, o Diabetes Predictor visa facilitar mudanças positivas no estilo de vida e melhorar os resultados de saúde.

Para além das suas características preditivas e educativas, o Diabetes Predictor funciona como uma porta de entrada para serviços de saúde de qualidade para indivíduos em risco de diabetes. A plataforma integra-se perfeitamente com prestadores de cuidados de saúde e centros de diagnóstico, permitindo aos utilizadores aceder a uma rede de profissionais de confiança em toda a Índia e na cidade de Hyderabad. Quer procure uma consulta médica ou um teste de diagnóstico, os utilizadores podem confiar no Diabetes Predictor para os ligar aos melhores recursos de saúde disponíveis.

Em conclusão, o Diabetes Predictor representa uma mudança de paradigma na gestão da diabetes, oferecendo uma abordagem holística que combina análise preditiva, orientação nutricional personalizada e acesso a serviços de saúde de qualidade. Ao tirar partido do poder da tecnologia e das informações baseadas em dados, a plataforma permite que os indivíduos tomem medidas proactivas para prevenir e gerir eficazmente a diabetes. Com as suas características inovadoras e design centrado no utilizador, o Diabetes Predictor tem o potencial de transformar a forma como abordamos os cuidados com a diabetes, dando início a uma nova era de cuidados de saúde personalizados e acessíveis para todos. Num panorama em constante evolução da tecnologia de cuidados de saúde, o Diabetes Predictor surge como um farol de esperança e inovação, oferecendo uma abordagem transformadora à gestão da diabetes que transcende as fronteiras tradicionais. Ao aproveitar o poder dos dados, da tecnologia e do design centrado no ser humano, a plataforma não só fornece aos utilizadores informações valiosas sobre a sua saúde, como também os capacita a tomar medidas proactivas para obter melhores resultados. Ao fornecer avaliações de risco personalizadas, planos de dieta adaptados e acesso contínuo a recursos de cuidados de saúde, a plataforma procura capacitar os utilizadores com os conhecimentos e ferramentas de que necessitam para navegar na sua jornada de diabetes com confiança e resiliência. Além disso, o impacto do Diabetes Predictor vai além dos utilizadores individuais, abrangendo implicações sociais mais amplas. Ao promover a deteção precoce, a gestão pró-ativa e os cuidados preventivos, a plataforma tem o potencial de reduzir o peso da diabetes nos sistemas de saúde, melhorar os resultados de saúde da população e impulsionar um progresso significativo em direção a um futuro livre da devastação desta doença crónica.

1.2 Sistema atual

Vários modelos e sistemas existentes foram desenvolvidos para prever o risco de diabetes e fornecer recomendações personalizadas para o controlo da doença. Um exemplo notável é o Modelo de Pontuação de Risco de Framingham, amplamente utilizado para avaliar o risco de desenvolver diabetes tipo 2 durante um período de tempo específico, normalmente 10 anos. Este modelo integra vários factores como a idade, o sexo, o IMC, a tensão arterial e o historial familiar de diabetes para estimar o nível de risco de um indivíduo. Derivado de dados recolhidos no Framingham Heart Study, uma investigação epidemiológica longitudinal de renome, este modelo tornou-se uma pedra angular na avaliação do risco de diabetes.

Do mesmo modo, o Risk Engine do UK Prospective Diabetes Study (UKPDS) é uma ferramenta importante utilizada para prever o risco de aparecimento de diabetes e de complicações conexas ao longo do tempo. Tem em conta uma série de factores, incluindo a idade, o sexo, a etnia, o tabagismo, o IMC, a pressão arterial e os níveis lipídicos, para estimar a probabilidade de desenvolvimento de diabetes e de eventos cardiovasculares. Com base nos dados do UK Prospective Diabetes Study, um ensaio clínico seminal que explora o impacto do controlo intensivo da glicemia nos resultados da diabetes, este motor de risco desempenha um papel crucial na tomada de decisões clínicas.

Além disso, o Teste de Risco da Associação Americana de Diabetes (ADA) serve como uma ferramenta online simples para avaliar o risco de um indivíduo desenvolver diabetes tipo 2. Este teste avalia factores como a idade, o sexo, o peso, a altura, o perímetro da cintura e o nível de atividade física para fornecer uma pontuação numérica que indica a probabilidade de aparecimento de diabetes nos próximos anos. Acessível no sítio Web da ADA, esta ferramenta visa aumentar a sensibilização para os factores de risco da diabetes e promover a intervenção precoce e as modificações do estilo de vida. Além disso, os recentes avanços nas técnicas de aprendizagem profunda, nomeadamente as redes neurais convolucionais (CNN) e as redes neurais recorrentes (RNN), permitiram o desenvolvimento de modelos preditivos para a avaliação do risco de diabetes. Estes modelos tiram partido de grandes conjuntos de dados, incluindo registos de saúde electrónicos, imagens médicas e informações genéticas, para identificar padrões complexos e associações relevantes para o risco de diabetes. Com resultados promissores na previsão exacta do início e da progressão da diabetes, os modelos de aprendizagem profunda representam um avanço significativo na avaliação do risco da diabetes e na medicina personalizada.

1.2.1 Deméritos do sistema atual

Os sistemas existentes para prever a diabetes e oferecer recomendações enfrentam frequentemente várias limitações que impedem a sua eficácia e fiabilidade. Uma desvantagem notável é a dependência de conjuntos de dados estáticos e algoritmos desactualizados, que podem não refletir com precisão as tendências actuais ou os perfis de saúde individuais. Sem actualizações contínuas e avanços nas técnicas de aprendizagem automática, estes sistemas correm o risco de fornecer previsões incorrectas, conduzindo a potenciais diagnósticos errados ou intervenções inadequadas.

Para além disso, muitas plataformas existentes não têm abordagens personalizadas às recomendações de cuidados de saúde, oferecendo conselhos genéricos que podem não ter em conta as diferenças ou preferências individuais. Os planos de dieta automatizados, por exemplo, podem ignorar as restrições alimentares, os antecedentes culturais e os gostos pessoais, conduzindo potencialmente a práticas alimentares ineficazes ou mesmo prejudiciais. Do mesmo modo, as recomendações para os prestadores de cuidados de saúde podem basear-se em critérios limitados, como a proximidade ou a popularidade, em vez de avaliações exaustivas dos conhecimentos médicos e dos resultados dos doentes.

Além disso, os problemas de acessibilidade e usabilidade são comuns em muitos sistemas existentes, colocando barreiras à participação e satisfação dos utilizadores. Interfaces mal concebidas ou falta de compatibilidade com dispositivos móveis podem limitar o acesso dos utilizadores com deficiência ou daqueles que utilizam principalmente dispositivos móveis. Este facto prejudica a inclusão e o alcance destas plataformas, particularmente entre as populações vulneráveis que mais podem beneficiar das ferramentas de gestão da diabetes.

As considerações éticas também colocam desafios significativos aos sistemas existentes, especialmente no que diz respeito à privacidade dos utilizadores e à segurança dos dados. A recolha e o armazenamento de informações de saúde sensíveis requerem o cumprimento rigoroso dos regulamentos de privacidade, mas muitas plataformas não implementam medidas de segurança robustas, deixando os dados dos utilizadores vulneráveis a violações e ao acesso não autorizado. Além disso, a ausência de avisos médicos claros e de orientações sobre a procura de aconselhamento profissional de saúde pode expor os utilizadores a riscos e implicações legais.

1.3 Sistema proposto

O sistema que propomos, "Diabetes Prediction", é um portal Web de fácil utilização que visa revolucionar a avaliação e a gestão da diabetes através da integração de técnicas avançadas de aprendizagem automática, aproveitando especificamente o poder das máquinas de vectores de suporte (SVM). O portal fornece aos indivíduos uma plataforma conveniente e acessível para avaliar o seu risco de diabetes, receber recomendações de dieta personalizadas e aceder a recursos essenciais de cuidados de saúde para uma gestão abrangente.

A interação do utilizador começa com a introdução de parâmetros de saúde relevantes nos campos de texto fornecidos no portal. Estes parâmetros podem incluir factores como os níveis de açúcar no sangue, o historial familiar e as escolhas de estilo de vida. O sistema backend utiliza o algoritmo support vetor machine para analisar meticulosamente os dados introduzidos, utilizando as suas capacidades de classificação robustas para prever a probabilidade de diabetes. É então apresentado ao utilizador um resultado claro e facilmente compreensível, indicando se o seu risco é positivo ou negativo.

No caso de uma previsão positiva da diabetes, o sistema vai para além do mero diagnóstico, gerando planos de dieta personalizados adaptados a diferentes grupos etários. Estes planos de dieta são concebidos para ajudar os utilizadores a gerir eficazmente os seus níveis de açúcar, tendo em conta as preferências individuais e as restrições alimentares. Esta abordagem personalizada garante que os utilizadores recebem recomendações práticas e accionáveis que se alinham com as suas necessidades de saúde únicas.

Para os utilizadores que enfrentam problemas de saúde persistentes ou que procuram orientação adicional, o portal oferece uma página de recomendações dedicada. Esta página serve como um recurso valioso, fornecendo informações sobre os melhores hospitais e médicos especializados no tratamento da diabetes em toda a Índia, com um foco específico na cidade de Hyderabad. Ao facilitar o acesso a profissionais de saúde de qualidade, o sistema permite que os utilizadores tomem decisões informadas sobre a sua saúde, garantindo que recebem cuidados especializados de profissionais experientes.

1.3.1 Méritos do sistema proposto

O sistema de "Previsão da Diabetes" proposto oferece vários méritos que o tornam uma ferramenta valiosa no domínio da avaliação e gestão da diabetes. Um dos principais pontos fortes reside na sua utilização de algoritmos de máquina de vetor de suporte (SVM) para a previsão da diabetes. As SVMs são conhecidas pela sua precisão superior em tarefas de classificação e, no contexto da previsão da diabetes, isto traduz-se numa avaliação mais fiável do risco de um indivíduo. A natureza robusta das SVMs garante que o sistema pode analisar eficazmente um conjunto diversificado de parâmetros de saúde introduzidos pelos utilizadores, fornecendo uma previsão matizada que considera vários factores que contribuem para o risco de diabetes, como a predisposição genética, o estilo de vida e as condições de saúde existentes.

O portal Web de fácil utilização serve como uma interface conveniente para os indivíduos avaliarem o seu risco de diabetes e receberem resultados imediatos. Esta acessibilidade é crucial para encorajar uma adoção generalizada e facilitar a intervenção precoce. A capacidade do sistema de gerar planos de dieta personalizados com base no risco previsto é outra vantagem digna de nota. Ao adaptar as recomendações dietéticas a diferentes grupos etários, o sistema reconhece as necessidades nutricionais e os perfis metabólicos variados de cada grupo demográfico, promovendo uma gestão eficaz da diabetes através de intervenções dietéticas. Esta abordagem personalizada permite que os indivíduos façam escolhas de estilo de vida informadas que se alinham com os seus requisitos de saúde específicos.

Além disso, a inclusão de uma página de recomendações distingue este sistema, alargando a sua utilidade para além da previsão e orientação dietética. Os utilizadores com previsões de diabetes positivas ou preocupações de saúde persistentes podem aceder a informações valiosas sobre os melhores hospitais e médicos especializados no tratamento da diabetes. Esta caraterística garante que os utilizadores têm acesso fácil a recursos de saúde de qualidade, promovendo uma abordagem abrangente à gestão da diabetes. O foco nas instalações de cuidados de saúde na Índia, particularmente em Hyderabad, aumenta a relevância e aplicabilidade do sistema a uma base de utilizadores diversificada.

Em resumo, o sistema de "Previsão da Diabetes" proposto combina a precisão dos algoritmos SVM, uma interface de fácil utilização, planos de dieta personalizados e recomendações de cuidados de saúde para criar uma ferramenta holística e eficaz para a avaliação e gestão da diabetes. Ao integrar estas características, o sistema não só ajuda na deteção precoce, mas também capacita os indivíduos com os conhecimentos e recursos necessários para gerir proactivamente a sua saúde e procurar cuidados médicos adequados.

CAPÍTULO 2: PESQUISA BIBLIOGRÁFICA

2.1 Revisão da literatura

Esta revisão da literatura fornece uma exploração abrangente da previsão da diabetes através de uma seleção de estudos relevantes.

No estudo de V. Anuja Kumari et al. [1], os autores empregam um classificador para prever a doença da diabetes com um custo optimizado e um desempenho melhorado, utilizando Support Vetor Machines (SVM) e o conjunto de dados Pima Indian Diabetes. A implementação é efectuada utilizando o MATLAB R2010a, resultando numa precisão de 78,2%. O objetivo é obter uma boa relação custo-eficácia e melhores capacidades de previsão. Esta investigação contribui para o campo, abordando o desafio da previsão da diabetes, demonstrando a eficácia da SVM e salientando a importância de otimizar tanto o custo como o desempenho nos modelos de classificação de doenças.

K. Rajesh e V. Sangeetha [2] realizaram um estudo experimental centrado na aplicação de métodos e técnicas de extração de dados para a investigação do diagnóstico da diabetes, a fim de melhorar o diagnóstico da diabetes através de metodologias de previsão fiáveis. Os autores destacam a extração de dados, um processo de análise de informações de vários ângulos para obter informações valiosas. O objetivo principal é descobrir novos padrões e interpretá-los para obter informações significativas para o utilizador. A extração de dados é crucial no domínio da medicina, ajudando no diagnóstico e no tratamento. Esta investigação visa especificamente a classificação eficiente dos dados relativos à diabetes, explorando diversos métodos e técnicas de extração de dados. O objetivo é identificar abordagens adequadas para a classificação e a extração de padrões valiosos para melhorar a compreensão médica da diabetes.

Alain Hennebelle e Leila Ismail [3] propuseram um artigo de investigação que apresenta um sistema IoT-edge-Artificial Intelligence (AI)-blockchain seguro e que preserva a privacidade para a previsão da diabetes. O sistema utiliza blockchain para dados coesos de factores de risco entre hospitais, garantindo a segurança e a privacidade dos dados do utilizador. Foi realizada uma análise comparativa envolvendo vários sensores e métodos médicos, empregando o modelo de floresta aleatória (RF), Regressão Logística (LR) e Máquina de Vetor de Suporte (SVM) em conjuntos de dados reais de diabetes. Os resultados indicam que o modelo RF supera o LR e o SVM em 4,57% em termos de precisão, apesar de ter um tempo de execução 2,87 vezes superior. A seleção de características demonstra impactos mistos no desempenho em diferentes conjuntos de dados.

Thi Ngoc Trang Tran et al. (2021) [4] mostram que o seu método pode ser utilizado para apresentar uma revisão abrangente da investigação sobre sistemas de recomendação de cuidados de saúde: Além disso, a nossa exploração reconhece, a partir de contornos importantes do passado, que concentra o conhecimento das circunstâncias e abordagens sugeridas. Recomendações dietéticas, ideias de medicamentos, previsões do estado de saúde, recomendações de serviços e recomendações de profissionais de saúde estão todos incluídos neste tipo de proposta. Também dá aos estudantes exemplos de situações do mundo real para os ajudar a compreender plenamente os sistemas de recomendação.

Iigo Orue Saiz et al. [5] fizeram um esforço para encontrar a investigação efectuada e os sistemas de recomendação utilizados nas principais bases de dados para este fim nos últimos cinco anos. Os resultados levam à seguinte conclusão: Os trabalhos anteriores dão mais atenção ao sistema de recomendação - tipicamente a filtragem colaborativa - do que à descrição dos dados ou da amostra; Não se sabe quais os índices utilizados para calcular calorias ou nutrientes. Deste modo, para ser viável, é fundamental trabalhar com informação aberta ou com informação exposta em todo o lado, o que permite que a experiência seja repetida por diferentes grupos ou, pelo menos, que seja comparável.

Yera et al. [6] propuseram um sistema de recomendação alimentar que tem em conta as preferências do utilizador e os dados nutricionais. O plano alimentar aconselhado ao utilizador tem em conta as suas preferências. Esta ferramenta mantém tanto as preferências do utilizador como a informação nutricional.

Klinkenberg [7] explorou a relação entre a vontade de recomendar o hospital e outros factores de satisfação. Este documento descobre que os hospitais que concentram os seus recursos na melhoria dos aspectos interpessoais dos cuidados de saúde, tais como a cortesia, o respeito, a escuta, a limpeza do quarto, etc. dos enfermeiros e dos médicos, têm mais probabilidades de registar melhorias nos índices de satisfação. O documento não tem em conta os dados demográficos dos doentes.

O artigo de Christopher J.C. Burges [8] de 1998, "A Tutorial on Support Vetor Machines for Pattern Recognition", oferece uma panorâmica seminal das SVMs, elucidando os seus fundamentos teóricos, técnicas de otimização e aplicações práticas. Examina exaustivamente as vantagens das SVM, incluindo a robustez ao sobreajuste e a eficácia no tratamento de dados de elevada dimensão e de limites de decisão não lineares. Burges compara as SVMs com outros métodos de aprendizagem automática, destacando a sua superioridade em vários domínios, como a categorização de textos e o reconhecimento de imagens.

O artigo de West, White e Horvitz (2013) [9] explora uma nova abordagem para compreender os padrões alimentares através da análise dos registos de utilização da Web. A literatura existente sobre avaliação da dieta baseia-se principalmente em dados auto-relatados, que podem sofrer de enviesamentos e imprecisões. Em contrapartida, os autores propõem que se tire partido dos registos de utilização da Web, que captam as interacções em linha dos utilizadores, para inferir indiretamente os comportamentos alimentares. Esta abordagem inovadora oferece várias vantagens, incluindo a recolha de dados em grande escala, a monitorização em tempo real e potenciais conhecimentos sobre as preferências e comportamentos implícitos dos utilizadores.

Mohammad Reza Khoie et.ai [10] apresenta uma metodologia para analisar os dados do inquérito de satisfação dos doentes de um hospital utilizando uma abordagem de análise de agrupamento de duas camadas. A análise baseia-se no conjunto de dados HCAHPS e envolve o agrupamento de doentes com base nas suas respostas a perguntas de satisfação e nos seus dados demográficos. Os agrupamentos são validados utilizando o teste do qui-quadrado para garantir que as associações derivadas dos agrupamentos são fiáveis e não ocorrem por acaso. As associações derivadas dos clusters são utilizadas para gerar recomendações para os prestadores de cuidados de saúde no sentido de melhorar a experiência e os cuidados dos doentes, tais como melhorar a comunicação com dados demográficos específicos dos doentes.

"Maniruzzaman et al [11] desenvolveram um sistema de aprendizagem automática para prever a diabetes, utilizando a regressão logística para identificar factores de risco e classificadores, incluindo naïve Bayes, árvore de decisão, Adaboost e floresta aleatória. O seu estudo sobre um conjunto de dados do NHANES 2009-2012 concluiu que a combinação de LR e RF alcançou uma precisão de 94,25%, oferecendo informações valiosas para a previsão de doentes diabéticos."

El-Jerjawi e Abu-Naser [12] utilizaram Redes Neuronais Artificiais (RNA) para prever o estado da diabetes, com o objetivo de obter uma elevada precisão. O seu estudo sublinha a importância de métodos de previsão precisos na gestão da diabetes. Ao atingir uma precisão de 87,3%, o seu modelo de RNA demonstra ser promissor na melhoria da previsão da diabetes, contribuindo para melhorar os resultados dos cuidados de saúde.

Alberti e Zimmet [13] apresentam um relatório provisório sobre o diagnóstico e a classificação da diabetes mellitus, destacando as alterações propostas, incluindo a redução dos valores de diagnóstico da glucose plasmática em jejum e a introdução da glicemia de jejum alterada. A classificação engloba vários processos e estádios da doença, com o objetivo de melhorar a classificação individual e as decisões de tratamento.

Khalilia et al [14] propuseram um método de previsão de riscos de doença utilizando dados do HCUP, abordando o desequilíbrio de classes com a aprendizagem em conjunto de florestas aleatórias (RF). O RF supera o SVM, o bagging e o boosting, alcançando uma AUC média de 88,79% para oito doenças crónicas, oferecendo potencial para a gestão de riscos nos cuidados de saúde e sistemas de apoio à decisão.

Jakub Dylag [14] explora a previsão baseada em ML dos níveis de glucose em doentes com diabetes tipo 1 utilizando dados CGM. São avaliados modelos como a regressão linear, o modelo de Markov oculto e o LSTM, mostrando o potencial para melhorar a gestão da diabetes e a certificação do sistema de pâncreas artificial.

Klonoff et al [15] apresentam a Grelha de Erros de Vigilância (SEG), uma métrica moderna para avaliar o risco clínico de monitores de glicemia imprecisos. Desenvolvida com o contributo de diversas partes interessadas, a SEG oferece uma avaliação granular do risco e permite uma monitorização precisa do desempenho dos monitores, facilitando a supervisão regulamentar e a melhoria contínua dos cuidados com a diabetes.

Gao et al. (2017) [16] introduziram uma estrutura computacional para um sistema de recomendação de dieta personalizada. O sistema usou a classificação personalizada bayesiana juntamente com a factorização de matriz para aprender as preferências do utilizador a partir de uma vasta gama de dados. Os resultados mostraram que a abordagem levou a um melhor desempenho de recomendação personalizada do que as técnicas convencionais de filtragem colaborativa.

Celestine Iwendi et al. (2020) [17] investigam o potencial de recolha de dados do seu sistema. Algoritmos de aprendizagem automática e profunda, como Naive Bayes, Regressão Logística, Multilayer Perceptron (MLP), Gated Recurrent Units (GRU), Recurrent Neural Networks (RNN) e Long Short-Term Memory (LSTM) são os objectivos deste quadro de investigação e a forma como se aplicam aos dados IoMT.

Sheetz et al. [18] investigaram a relação entre a morbilidade e a mortalidade pós-operatórias e as perspectivas dos doentes em relação aos cuidados prestados aos doentes cirúrgicos. No seu artigo, a pontuação de satisfação global é utilizada juntamente com o registo clínico Michigan Surgical Quality Collaborative como medida da perspetiva dos doentes em relação aos cuidados prestados.

Blumberg [19] examina as necessidades nutricionais dos idosos, destacando a complexa interação entre as alterações fisiológicas, os factores do estilo de vida e a qualidade da alimentação. Apesar da baixa prevalência de deficiências nutricionais, os idosos enfrentam um risco acrescido de subnutrição e de deficiências subclínicas que afectam a função.

Volkert et al. [20] investigaram a desnutrição em 300 pacientes geriátricos, avaliando o estado nutricional através de métodos clínicos, antropométricos, bioquímicos e imunológicos. O diagnóstico clínico de desnutrição correlacionou-se com baixos valores antropométricos e bioquímicos, com maiores taxas de mortalidade observadas em 18 meses. O seu estudo sublinha a importância prognóstica da avaliação clínica na previsão do risco de mortalidade a longo prazo em populações geriátricas.

2.2 Especificação dos requisitos:

2.2.1 Requisitos de hardware:

- Sistema operativo :Windows/Ubuntu /Linux
- Disco rígido: 10 GB
- Ram: 256MB
- Entrada: Teclado e rato

2.2.2 Requisitos de software:

- HTML
- CSS
- JavaScript
- Django
- **Ferramentas:** Git, GitHub, Visual Studio Code

2.2.3 Requisitos do utilizador:

O sistema "Diabetes Prediction" dá prioridade à satisfação do utilizador, respeitando os seus requisitos específicos. Em primeiro lugar, assegura a exatidão e a oportunidade das análises preditivas através da utilização do algoritmo support vetor machine (SVM). Esta ferramenta avançada processa os parâmetros de saúde introduzidos pelo utilizador, oferecendo uma previsão fiável do risco de diabetes. O sistema coloca uma forte ênfase na comunicação clara, apresentando os resultados num formato facilmente compreensível para melhorar a compreensão do utilizador.

Esta estratégia holística visa capacitar os indivíduos para gerirem proactivamente a sua diabetes, promovendo a tomada de decisões informadas não só em matéria de alimentação, mas também na procura de recursos de saúde adequados para uma abordagem global do seu bem-estar. Além disso, fornece aos utilizadores individuais um diagnóstico preciso, deteção precoce, recomendações personalizadas e encaminhamento para cuidados de saúde.

2.2.4 Requisitos funcionais:

O sistema de "Previsão da Diabetes" proposto engloba vários requisitos funcionais destinados a proporcionar aos utilizadores uma experiência completa e sem descontinuidades na avaliação e gestão da diabetes. Antes de mais, o sistema requer um portal Web de fácil utilização com campos de texto intuitivos para facilitar a introdução de parâmetros de saúde cruciais. Estes parâmetros podem incluir factores como os níveis de açúcar no sangue, o historial médico familiar, a idade e as escolhas de estilo de vida. A conceção do portal deve dar prioridade à acessibilidade, garantindo que os utilizadores com diferentes competências tecnológicas possam navegar facilmente e introduzir as suas informações.

O sistema backend é um componente crítico que requer a implementação de um algoritmo de máquina de vetor de apoio (SVM). Este modelo de aprendizagem automática deve ser capaz de processar os diversos parâmetros de entrada fornecidos pelos utilizadores para prever com precisão a probabilidade de diabetes. O sistema deve ser concebido para lidar eficientemente com um grande conjunto de dados para treino e aperfeiçoamento contínuo do algoritmo SVM, garantindo que as capacidades de previsão melhoram continuamente ao longo do tempo. O resultado da previsão, quer seja positivo ou negativo para o risco de diabetes, deve ser apresentado ao utilizador num formato claro e compreensível, promovendo a transparência e a confiança do utilizador.

Para os utilizadores com problemas de saúde persistentes ou que procuram mais assistência, a página de recomendações é uma caraterística essencial. Esta página deve fornecer informações seleccionadas sobre os melhores hospitais e especialistas em diabetes em toda a Índia, com um foco específico na cidade de Hyderabad. O sistema deve incorporar uma base de dados sólida de profissionais de saúde, garantindo informações precisas e actualizadas. Os utilizadores devem poder navegar nesta secção sem problemas, obtendo informações valiosas sobre os recursos de saúde mais adequados para a gestão da sua diabetes.

De um modo geral, os requisitos funcionais do sistema proposto giram em torno da criação de uma experiência centrada no utilizador que combina previsões precisas, orientação dietética personalizada e acesso a recursos de cuidados de saúde relevantes, permitindo, em última análise, que os indivíduos tomem medidas proactivas para gerir eficazmente a sua diabetes.

2.3 Estudo do sistema

O sítio Web proposto para a previsão da diabetes oferece uma solução crucial para a gestão deste problema de saúde crónico. Utilizando algoritmos de aprendizagem automática, nomeadamente a máquina de vectores de apoio (SVM), o sistema visa prever com precisão se um indivíduo tem diabetes com base em vários parâmetros de saúde. O sistema é submetido a um estudo exaustivo para garantir a sua eficácia e fiabilidade. Este estudo envolve o mapeamento de novos dados para o conjunto de dados existente, permitindo a aprendizagem contínua e a melhoria do modelo de previsão. Através da aplicação do SVM, conhecido pela sua elevada precisão em tarefas de classificação, o sistema aumenta a precisão da previsão da diabetes em comparação com outros algoritmos de aprendizagem automática.

Após a previsão do risco de diabetes, o sistema amplia a sua funcionalidade oferecendo planos de dieta personalizados, adaptados ao resultado previsto de cada utilizador. Esta caraterística sublinha a abordagem holística do sistema aos cuidados de saúde, realçando a importância da gestão da dieta na prevenção e controlo da diabetes. Além disso, o sistema fornece recomendações valiosas para profissionais de saúde, incluindo os melhores médicos especializados no tratamento da diabetes em toda a Índia e, especificamente, na cidade de Hyderabad. Ao facilitar o acesso a recursos de saúde de qualidade, o sistema permite que os utilizadores tomem decisões informadas sobre a sua saúde e procurem cuidados especializados quando necessário.

O estudo do sistema também se centra na otimização da experiência do utilizador e na acessibilidade. O sítio Web foi concebido para ser de fácil utilização, com interfaces intuitivas e instruções claras para a introdução de parâmetros de saúde. Além disso, o sistema assegura a compatibilidade móvel, permitindo que os utilizadores acedam convenientemente à plataforma a partir de qualquer dispositivo. Através de testes rigorosos e de um aperfeiçoamento iterativo, o sistema esforça-se por satisfazer as diversas necessidades dos seus utilizadores, mantendo elevados padrões de precisão, fiabilidade e usabilidade.

2.3.1 Estudo de viabilidade

Um estudo viável na previsão da diabetes pode envolver o desenvolvimento e a avaliação de um modelo de aprendizagem automática para prever o risco de diabetes numa população específica. Neste estudo proposto, o objetivo principal é desenvolver e avaliar um modelo de aprendizagem automática para prever o risco de diabetes numa população-alvo específica. A fase inicial envolve uma recolha meticulosa de dados, em que é identificado e obtido um conjunto de dados adequado contendo características relevantes, como informações demográficas, historial médico, factores de estilo de vida e biomarcadores. Subsequentemente, os dados são submetidos a rigorosos passos de pré-processamento, incluindo o tratamento de valores em falta, a gestão de valores atípicos e a padronização ou normalização de características. O objetivo é garantir que o conjunto de dados está limpo e pronto para ser analisado, com uma exploração das distribuições de variáveis que proporciona informações valiosas.

O estudo centra-se na seleção de características para identificar os factores mais relevantes que influenciam a previsão da diabetes. São utilizadas várias técnicas, como a análise de correlação e a avaliação da importância das características a partir de modelos baseados em árvores. As etapas subsequentes abrangem a seleção de modelos, em que é considerada uma gama de algoritmos de aprendizagem automática, como a regressão logística, árvores de decisão, florestas aleatórias, máquinas de vectores de apoio e redes neurais. O treino do modelo num conjunto de dados dividido, a afinação de hiperparâmetros e métricas de avaliação exaustivas, incluindo a precisão e a área sob a curva caraterística de funcionamento do recetor (AUC-ROC), contribuem para a robustez do modelo preditivo.

As considerações éticas são primordiais ao longo do estudo, garantindo o cumprimento das normas e regulamentos que regem a privacidade dos doentes. A interpretabilidade e a explicabilidade do modelo selecionado também são abordadas, especialmente quando se trata de aplicações em contextos clínicos. As fases finais envolvem a validação e o teste, com ênfase na avaliação do desempenho do modelo no mundo real em conjuntos de dados independentes. A secção de resultados e discussões analisa criticamente os pontos fortes e as limitações do modelo, comparando o seu desempenho com os modelos existentes na literatura. O estudo conclui resumindo as principais conclusões, fornecendo recomendações para investigação futura e destacando potenciais aplicações em contextos de cuidados de saúde, garantindo uma compreensão abrangente da previsão da diabetes na população especificada.

2.3.2 Viabilidade económica

A viabilidade económica do sistema proposto é um aspeto crítico a considerar. A implementação de um sistema deste tipo pode trazer benefícios económicos substanciais, ao abordar os desafios associados à diabetes, tanto a nível individual como social. Alguns dos aspectos incluem a redução de custos nos cuidados de saúde, a deteção precoce da diabetes através do quadro preditivo pode levar a poupanças nos cuidados de saúde. A intervenção e a gestão atempadas podem reduzir as despesas globais de saúde associadas às fases avançadas da diabetes e Ganhos de produtividade ao permitir um diagnóstico precoce e recomendações de saúde personalizadas, o quadro pode contribuir para melhorar a produtividade dos indivíduos. Melhores resultados em termos de saúde podem resultar numa redução do absentismo e num aumento da eficiência no trabalho.

As medidas de cuidados de saúde preventivos, com a integração de planos de dieta adaptados e encaminhamento para cuidados de saúde, podem contribuir para os cuidados de saúde preventivos, reduzindo os encargos para os sistemas de saúde e prevenindo também as complicações associadas à diabetes, o que pode levar a poupanças de custos a longo prazo. Além disso, também garante um melhor acesso a profissionais de saúde qualificados, uma vez que a capacidade da estrutura para identificar os melhores médicos e especialistas em diagnóstico pode levar a uma utilização optimizada dos recursos de saúde. A afetação eficiente dos recursos de cuidados de saúde pode ter um impacto positivo tanto nos custos como nos resultados.

Também considera o potencial de inovação tecnológica, O desenvolvimento e a implementação do sítio Web preditivo demonstram inovação tecnológica. Isto pode atrair investimento, fomentar o empreendedorismo e contribuir para o crescimento do sector tecnológico. Impacto social: para além dos benefícios individuais, a natureza abrangente do quadro proposto contribui para o bem-estar social ao abordar um problema de saúde prevalecente. Isto pode levar a uma população mais saudável, reduzindo potencialmente os encargos económicos sociais associados às complicações relacionadas com a diabetes.

No entanto, é essencial realizar uma análise custo-benefício detalhada para avaliar a viabilidade económica de forma abrangente. Factores como os custos de desenvolvimento, as despesas de manutenção, as taxas de adoção pelos utilizadores e os resultados a longo prazo em termos de saúde devem ser considerados para garantir a sustentabilidade e a viabilidade do quadro proposto de um ponto de vista económico.

2.3.3 Viabilidade da ação

A viabilidade operacional é uma consideração fundamental quando se avalia a implementação de sistemas de previsão da diabetes. No contexto do desenvolvimento de um modelo de previsão da diabetes, a avaliação da viabilidade operacional envolve o exame de aspectos-chave relacionados com a sua integração efectiva nos processos e sistemas de cuidados de saúde existentes. Um fator crítico é a integração perfeita do modelo com os fluxos de trabalho dos cuidados de saúde, assegurando que considerações como a comunicação das previsões aos profissionais de saúde, a calendarização das previsões e o seu impacto nos percursos de cuidados dos doentes estão bem alinhados.

Além disso, a avaliação da viabilidade engloba a avaliação da acessibilidade e da qualidade dos dados, abordando questões como a disponibilidade e a fiabilidade dos dados necessários. A aceitação do utilizador, um elemento crucial, envolve a aferição da disponibilidade dos profissionais de saúde para adoptarem o modelo de previsão da diabetes, o que exige uma formação eficaz e mecanismos de feedback. Os requisitos de recursos, incluindo recursos computacionais, software, hardware e pessoal, devem ser cuidadosamente considerados para determinar a capacidade de afetação da organização.

A conformidade regulamentar é outro aspeto vital, garantindo a adesão aos regulamentos e normas de cuidados de saúde, especialmente no que respeita à privacidade e segurança dos dados dos doentes. É realizada uma análise custo-benefício abrangente para avaliar a viabilidade económica, ponderando os custos iniciais e contínuos em relação aos potenciais benefícios em termos de melhores resultados para os doentes e utilização de recursos. A escalabilidade é avaliada para garantir que o modelo pode lidar com flutuações no volume de dados e na carga do utilizador sem comprometer o desempenho.

As considerações éticas são integradas na avaliação da viabilidade operacional, abordando questões como a privacidade dos doentes, o consentimento informado e a utilização responsável da análise preditiva nos cuidados de saúde. Uma abordagem eticamente correcta promove a confiança e o cumprimento das normas éticas, contribuindo para a viabilidade global do sistema. Por último, são implementados mecanismos de formação e apoio para dotar os profissionais de saúde das competências necessárias para interpretar as previsões, integrá-las na tomada de decisões clínicas e resolver quaisquer problemas potenciais, garantindo a utilização efectiva do modelo de previsão da diabetes em contextos de cuidados de saúde reais.

2.3.4 Viabilidade técnica

A viabilidade técnica de um modelo de previsão envolve a avaliação da viabilidade da implementação do modelo com base na tecnologia, nos recursos e nos dados disponíveis. Inclui considerações como a disponibilidade e a qualidade dos dados, a seleção de características, a escolha do modelo, os recursos computacionais, a escalabilidade, a integração com sistemas existentes e a adesão a normas éticas e regulamentares. A viabilidade técnica da implementação de um modelo de previsão da diabetes envolve várias considerações críticas. Em primeiro lugar, a disponibilidade e a qualidade dos dados relevantes. Conjuntos de dados médicos robustos contendo informações abrangentes sobre os doentes, incluindo dados demográficos, factores de estilo de vida, atributos genéticos e registos históricos de saúde, são essenciais para a construção de modelos de previsão precisos. A seleção e a engenharia de características são tarefas fundamentais, exigindo conhecimentos especializados para identificar variáveis indicativas do risco de diabetes e, potencialmente, aplicar técnicas de engenharia de características para melhorar a previsibilidade do modelo.

O pré-processamento e a limpeza dos dados são passos essenciais para tratar os valores em falta, os outliers e as anomalias, garantindo que o modelo é treinado com base em informações exactas e fiáveis. A escolha de um modelo de aprendizagem automática adequado, como a regressão logística, as árvores de decisão, as florestas aleatórias, as máquinas de vectores de apoio ou as redes neuronais, é crucial e depende da natureza dos dados e da complexidade das relações a captar. É necessário avaliar os recursos computacionais, tendo em conta as potenciais exigências de modelos como as redes neurais profundas em comparação com opções mais eficientes em termos de recursos, como a regressão logística.

As considerações de escalabilidade tornam-se primordiais, especialmente se se espera que o modelo lide com grandes volumes de dados ou previsões em tempo real em sistemas de saúde mais alargados. A integração com os sistemas de informação de cuidados de saúde existentes é outro aspeto fundamental da viabilidade técnica, garantindo uma implementação perfeita do modelo preditivo nos fluxos de trabalho clínicos. A conformidade ética e regulamentar é fundamental, abrangendo a privacidade dos dados, o consentimento informado e a adesão aos regulamentos dos cuidados de saúde, como a Lei de Portabilidade e Responsabilidade dos Seguros de Saúde (HIPAA). De um modo geral, é essencial uma avaliação exaustiva destes aspectos técnicos para determinar a praticabilidade e exequibilidade da implementação de um modelo eficaz de previsão da diabetes.

CAPÍTULO 3: CONCEPÇÃO DO SISTEMA

3.1 Arquitetura do sistema

A arquitetura do sistema proposto para o modelo de previsão da diabetes e a plataforma de apoio aos cuidados de saúde foi concebida para tirar partido das tecnologias de aprendizagem automática para a deteção precoce e a gestão proactiva da diabetes. O sistema utiliza um algoritmo de Máquina de Vectores de Suporte (SVM) para uma classificação precisa, integrando factores regulares (como a glicose, o IMC, a idade, a insulina) e factores externos associados ao risco de diabetes.

A arquitetura do sistema inclui uma interface de fácil utilização construída com HTML, CSS e JavaScript, garantindo uma entrada de dados sem problemas. O backend é alimentado por Django, uma estrutura web robusta, que facilita o processamento eficiente de dados e a execução de modelos. Ao aceder ao portal, os utilizadores introduzem parâmetros de saúde vitais, como os níveis de glicose, o índice de massa corporal, a função diabética, a idade, a tensão arterial, os níveis de insulina, a espessura da pele e o historial de gravidez. A componente de aprendizagem automática utiliza o algoritmo SVM para prever a diabetes, fornecendo aos utilizadores informações fiáveis e atempadas.

No caso de um resultado positivo, o portal gera dinamicamente planos de dieta personalizados adaptados a diferentes grupos etários, fornecendo aos utilizadores orientações práticas para gerir os seus níveis de açúcar. Se os utilizadores tiverem problemas de saúde persistentes, a plataforma oferece uma página de recomendações, que os orienta para os melhores hospitais e médicos em toda a Índia e, especificamente, em Hyderabad.

Os requisitos de software incluem HTML, CSS e JavaScript para o frontend, enquanto o Django serve como estrutura de backend. Ferramentas de desenvolvimento essenciais, como Git, GitHub e Visual Studio Code, facilitam a codificação colaborativa e o controlo de versões. Os pré-requisitos de hardware são modestos, com um mínimo de 10 GB de espaço no disco rígido, 256 MB de RAM e compatibilidade com os sistemas operativos Windows, Ubuntu ou Linux, tornando o portal acessível a uma vasta gama de utilizadores.

3.2 Diagramas UML

3.2.1 Diagrama de fluxo de dados

O diagrama de fluxo de dados ilustrado na Figura 3.2.1 é uma representação visual da forma como os dados circulam num sistema. O processo começa com o refinamento dos dados brutos no conjunto de dados de pré-processamento, levando à criação de um ficheiro pré-processado. Este ficheiro é então segmentado em dados de treino e dados de teste, componentes cruciais para o desenvolvimento do modelo. Uma vez construído o modelo, este é guardado e subsequentemente aplicado a novos dados, produzindo resultados significativos. Este fluxo passo-a-passo engloba todo o percurso desde a preparação dos dados até à criação e utilização do modelo, culminando na extração de conhecimentos valiosos.

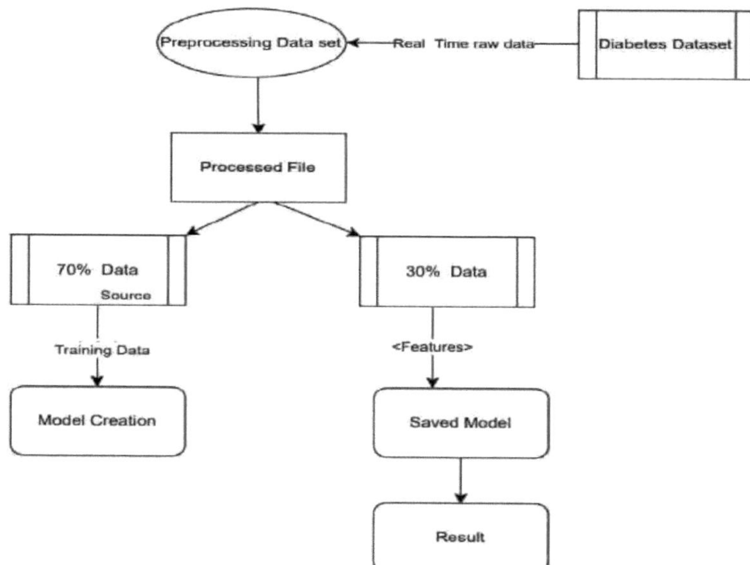

Figura. 3.2.1 diagrama de fluxo de dados

3.2.2 Diagrama de classes

O Diagrama de Classes ilustrado na Figura 3.2.2 para a previsão da diabetes engloba classes-chave numa estrutura coerente. A classe Análise Exploratória fornece métodos para analisar e compreender o conjunto de dados. A classe Predictor actua como o núcleo da previsão da diabetes, contendo algoritmos e funcionalidades. A classe User_Details gere a informação específica do utilizador, enquanto a classe Diet Plan trata das recomendações dietéticas personalizadas. A classe Hospital Recommendation (Recomendação de hospitais) ajuda-o a sugerir estabelecimentos de saúde adequados. Este diagrama ilustra as relações e interacções entre estas classes, formando uma estrutura abrangente para a previsão, análise e gestão de utilizadores da diabetes, melhorando a compreensão e a aplicação de modelos de previsão num contexto de cuidados de saúde.

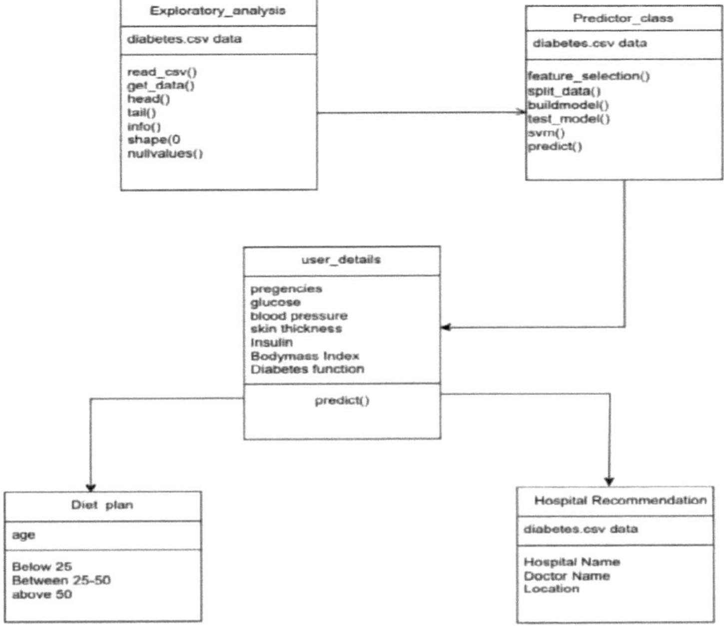

Fig. 3.2.2 diagrama de classes

3.2.3 Diagrama de casos de utilização

O diagrama de casos de utilização ilustrado na Figura 3.2.3 delineia as funcionalidades do utilizador e do administrador num sistema de previsão da diabetes. Do lado do utilizador, as funcionalidades incluem Prever a diabetes, fornecendo previsões aos utilizadores, Plano de dieta personalizado, oferecendo sugestões de dieta personalizadas, e Recomendação de médicos e hospitais, sugerindo prestadores de cuidados de saúde. Do lado da administração, as tarefas incluem Dados de treino e teste, gerindo dados para o desenvolvimento de modelos, Integração de novos dados, incorporando novos dados no sistema, Gestão da interface do utilizador, supervisionando as interacções do utilizador, e Gestão da base de dados de cuidados de saúde, mantendo o repositório de dados de saúde para a previsão da diabetes. Este diagrama descreve as diversas características disponíveis para os utilizadores e as tarefas administrativas essenciais para a funcionalidade do sistema.

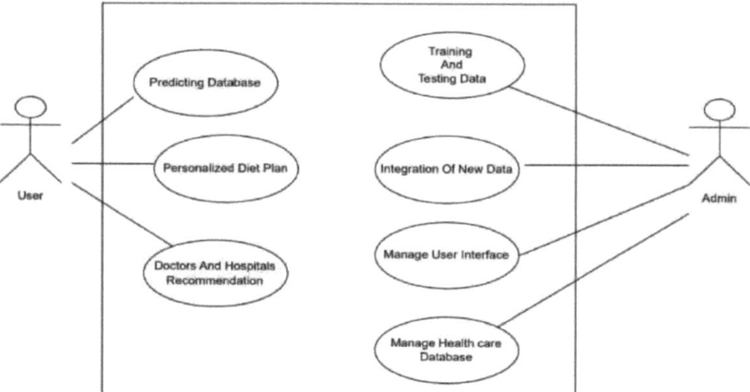

Figura. 3.2.3 diagrama de casos de uso

3.2.4 Diagrama de sequência

O diagrama de sequência ilustrado na Figura 3.2.4 descreve a interação de um utilizador com um sistema de aprendizagem automática através de um sítio Web. Começa com o acesso do utilizador ao sítio Web, seguido da introdução de dados pessoais. O sistema processa esses dados, actualizando o modelo de aprendizagem automática em conformidade. Posteriormente, o utilizador recebe previsões. Posteriormente, o utilizador solicita um plano de dieta personalizado. O sistema processa este pedido, apresentando o plano de dieta personalizado. Os passos seguintes envolvem o pedido de recomendações hospitalares por parte do utilizador, o processamento dos dados pelo sistema e, finalmente, a apresentação de sugestões hospitalares relevantes. Esta sequência ilustra o fluxo contínuo de interacções entre o utilizador, o sítio Web, o modelo de aprendizagem automática e a base de dados, proporcionando uma visão abrangente de todo o processo.

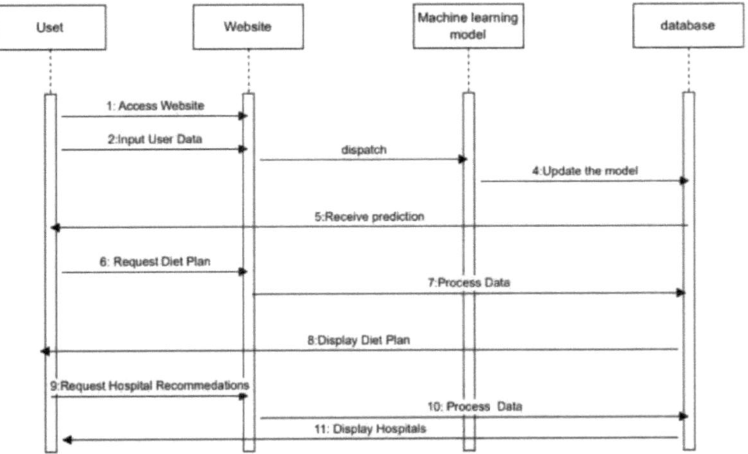

Figura. 3.2.4 diagrama de sequência

3.2.5 Diagrama de componentes

O diagrama de componentes ilustrado na Figura 3.2.5 descreve a arquitetura de um Sistema de Previsão da Diabetes abrangente. Os componentes principais incluem o próprio Sistema de Previsão da Diabetes, que interage com uma Base de Dados do Servidor que inclui as classes Base de Dados de Dietas Alimentares, Base de Dados de Cuidados de Saúde e Base de Dados de Utilizadores. A classe da Base de Dados de Utilizadores faz a distinção entre as classes de utilizadores diabéticos e não diabéticos, ao mesmo tempo que faz referência à classe do Conjunto de Dados da Diabetes. Além disso, um componente Utilitário engloba as classes Pré-processamento de dados e Interface do utilizador. Esta conceção modular realça a organização do sistema, apresentando componentes distintos para armazenamento de dados, categorização de utilizadores, gestão de conjuntos de dados e funcionalidades utilitárias essenciais, como o pré-processamento de dados e a interação com o utilizador.

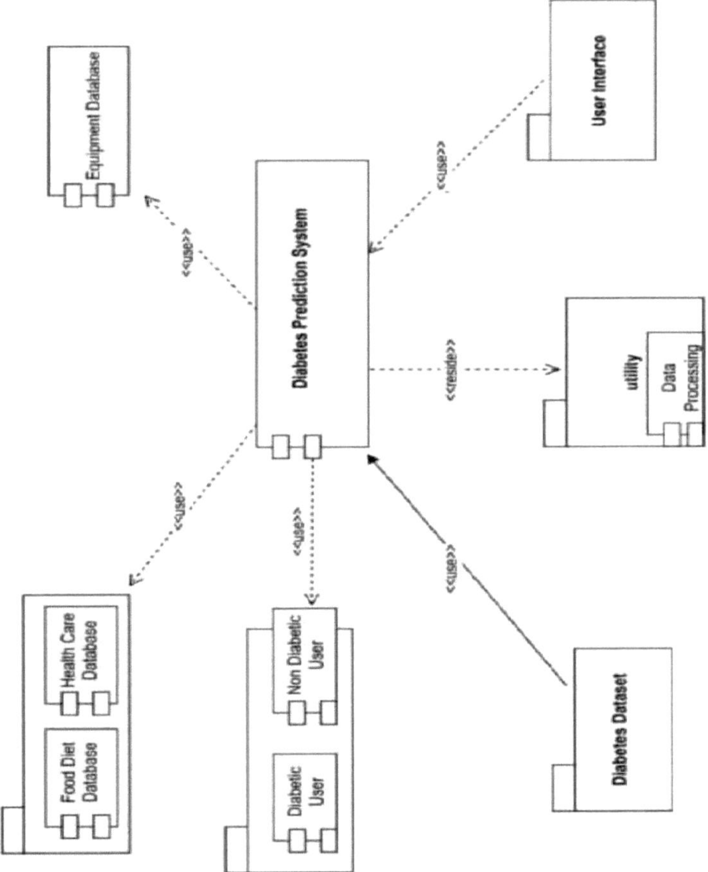

Figura. 3.2.5 diagrama de componentes

3.2.6 Diagrama de implantação

O diagrama de implantação ilustrado na Figura 3.2.6 ilustra um sistema abrangente para serviços relacionados à saúde. O servidor Web aloja módulos para prever a diabetes, fornecer planos de dieta e recomendar hospitais. O servidor de aplicações que lhe está subjacente gere informações sobre cuidados de saúde e diabetes. O Servidor de Base de Dados armazena dados cruciais em bases de dados de cuidados de saúde, dieta alimentar e diabetes. Estes servidores formam coletivamente uma base robusta. Os membros utilizadores, ligados através de uma rede privada, acedem ao servidor Web para usufruir destes serviços. Este diagrama mostra uma arquitetura segura e interligada, permitindo aos utilizadores interagir sem problemas com os serviços de saúde oferecidos pelo sistema.

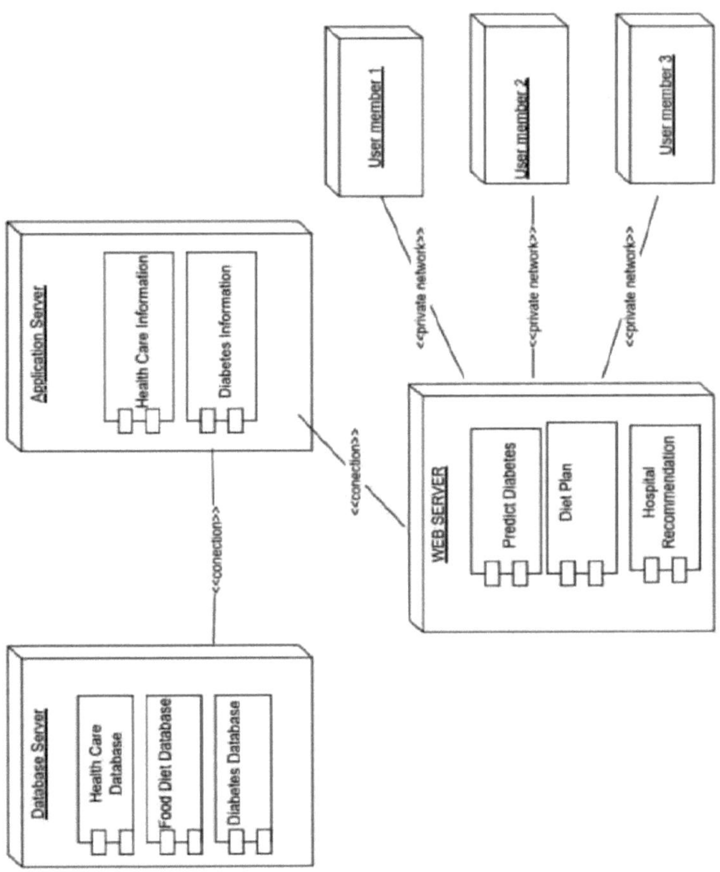

Figura. 3.2.6 diagrama de implantação

CAPÍTULO 4: METODOLOGIA E APLICAÇÃO

4.1 Metodologia

A metodologia utilizada no desenvolvimento do "Quadro Preditivo Integrado para o Diagnóstico da Diabetes" envolve um processo em várias etapas que utiliza técnicas sofisticadas de aprendizagem automática. O foco principal é a deteção precoce da diabetes através da utilização de um sítio Web preditivo. A primeira etapa envolve a recolha de um conjunto de dados diversificado que engloba parâmetros de saúde relevantes e dados históricos sobre casos de diabetes.

Um componente crucial da metodologia é a aplicação de Máquinas de Vectores de Suporte (SVM) como o principal algoritmo de aprendizagem automática. O SVM é escolhido pela sua capacidade de lidar com relações lineares e não lineares nos dados, tornando-o adequado para a complexidade inerente aos conjuntos de dados relacionados com a saúde. Através da fase de formação, o algoritmo SVM aprende a discernir padrões e relações nos dados, optimizando as suas capacidades de previsão. O algoritmo é então testado em novos dados e o seu desempenho é avaliado em relação a métodos alternativos de aprendizagem automática para garantir a seleção do modelo mais preciso para a previsão da diabetes.

Após a previsão bem sucedida do estado da diabetes, a estrutura alarga a sua funcionalidade para fornecer recomendações de saúde personalizadas. Isto envolve o desenvolvimento de planos de dieta personalizados com base em perfis de saúde individuais. Além disso, o sistema incorpora um sistema abrangente de encaminhamento para cuidados de saúde. A metodologia de referenciação de cuidados de saúde envolve uma análise exaustiva para identificar os melhores médicos para a gestão da diabetes a nível nacional e, especificamente, na cidade de Hyderabad, na Índia. A integração de especialistas em diagnóstico em todo o país aumenta a capacidade da estrutura para oferecer apoio de cuidados de saúde holístico e específico da região, contribuindo para a natureza abrangente da solução proposta.

4.2 Módulos

- Registo e autenticação do utilizador
- Introdução de dados e mapeamento
- Previsão da diabetes
- Recomendação de plano de dieta
- Recomendações para centros de diagnóstico

4.3 Descrição do módulo:

4.3.1 Registo e autenticação do utilizador

O módulo de Registo e Autenticação do Utilizador no "Integrated Predictive Framework for Diabetes Diagnosis" desempenha um papel fundamental na garantia de interacções seguras e personalizadas com a plataforma. Este módulo centra-se no processo de integração dos utilizadores e estabelece mecanismos para autenticar as suas identidades.

4.3.2 Entrada e mapeamento

O módulo Input and Mapping funciona como uma fase preparatória crucial no âmbito da estrutura, garantindo que os algoritmos de aprendizagem automática têm acesso a um conjunto de dados bem estruturado e abrangente para uma análise eficaz e subsequente previsão do estado da diabetes.

4.3.3 Previsão da diabetes

Integração de algoritmos de aprendizagem automática, como o Support Vetor Machine (SVM), para prever se um utilizador tem ou não diabetes com base nos seus dados de entrada Apresentação do resultado da previsão como positivo ou negativo

4.3.4 Recomendação de plano de dieta

T módulo de Recomendação de Plano de Dieta melhora a funcionalidade geral da estrutura preditiva, transformando-a numa solução abrangente que vai além do diagnóstico para capacitar os indivíduos com orientações de saúde personalizadas e accionáveis

4.3.5 Recomendações do médico

Este módulo alargado alinha-se com o objetivo global do quadro - fazer avançar as metodologias de diagnóstico da diabetes e fornecer aos indivíduos uma solução de cuidados de saúde abrangente e centrada no utilizador.

4.4 Código fonte

Home.html

```
<!DOCTYPE html>
<html lang="en">
<head>
  <meta charset="UTF-8">
  <meta name="viewport" content="width=device-width, initial-scale=1.0">
  <title>PREDICTION</title>
  <link rel="stylesheet" href="style.css">
</head>
<body>
  <div align='center'>
    <div class="box" id="sidebar">
      <ul type="none">
        <li><a href="recommend.html" target="">RECOMMENDATION</a></li>
      </ul>
    </div>
    <header>
      <b>DIABETES</b>
      <p>A group of diseases that result in too much much sugar in the blood (high glucose
level)<br>
      </p>
    </header>
    <h1>
      WELCOME TO THE DIABETES PREDICTION
    </h1>
    <form action="predict.html">
      <input type="submit" value="Let's Predict">
    </form>
    <h1>
      WELCOME TO FOOD DIET
    </h1>
    <form action="diet.html">
```

```
        <input type="submit" value="Let's Follow The Diet">
      </form>
        <footer>
         <p>CONTACT<br>
            Any queries? Contact Us!<br>
            <br>
            Phone : +91 8143501494, +91 9494167410<br>
            write to us at : 20951a12b6@iare.ac.in, 20951a1297@iare.ac.in
            <br>
         </p>
      </footer>
   </div>
</body>
</html>
```

Views.py

```
multiprocessing import context
from django.shortcuts import render
from django.http import HttpResponse
from django.template import loader, Context, Template
import pandas as pd
import matplotlib.pyplot as plt
import seaborn as sns
from sklearn.model_selection import train_test_split
from sklearn.svm import SVC
from sklearn.metrics import accuracy_score
def result(request):
   data = pd.read_csv("E:\datasets\diabetes.csv")
   x = data.drop("Outcome", axis=1)
   y = data['Outcome']
   model = SVC()
   model.fit(x, y)
   val1 = float(request.GET['n1'])
   val2 = float(request.GET['n2'])
   val3 = float(request.GET['n3'])
   val4 = float(request.GET['n4'])
   val5 = float(request.GET['n5'])
```

```
        val6 = float(request.GET['n6'])
        val7 = float(request.GET['n7'])
        val8 = float(request.GET['n8'])
    pred = model.predict([[val1, val2, val3, val4, val5, val6, val7, val8]])
    result1 = ""
    if pred == [1]:
        result1 = "Positive"
    else:
        result1 = "Negative"
print(result1)
    return render(request, 'predict.html', {
        'result2': result1,
        'form': False,
    })
def diet1(request):
    return render(request,'diet.html')
def below25(request):
    return render(request,"diet25.html")
def age25(request):
    return render(request,"diet2550.html")
def above50(request):
    return render(request,"diet50.html")
```

Predict.html

```
<!DOCTYPE html>
<html lang="en">
<head>
    <meta charset="UTF-8">
    <meta http-equiv="X-UA-Compatible" content="IE=edge">
    <meta name="viewport" content="width=device-width, initial-scale=1.0">
    <title>Prediction page</title>
    <style type = text/css>
        body{
            padding-top: 125px;
            align-items: center;
            text-align: center;
            background-image: url("plane.jpeg");
```

```
            background-repeat:  no-repeat;
            background-attachment: fixed;
            background-size: cover;
        }
        h1{
            font-size: 50px;
        }
        td{
            font-size: 25px;
        }
 </style>
</head>
<body>
    <div text-align="center" class="main">
        <h1>Enter The Following Values</h1>
          <table align="center">
            <tr>
                <td text-align = "right">Pregnancies :</td>
                <td text-align = "left" ><input type = "number" name = n1 min="0" max="30"
required></td>
            </tr>
<tr>
                <td text-align = "right">Glucose :</td>
                <td text-align = "left" ><input type = "number" name = n2
oninput="maxLengthCheck(this)" min="0" max="199" required></td>
            </tr>


             <tr>
                <td text-align = "right">Blood Pressure :</td>
 <td text-align = "left" ><input type = "number" name = n3 oninput="maxLengthCheck(this)" min="0"
max="150" required></td>
            </tr>


            <tr>
                <td text-align = "right">Hyper tension :</td>
```

```
<td text-align = "left" ><input type = "number" name = n4 oninput="maxLengthCheck(this)" min="0"
max="1" required></td>
            </tr>
            <tr>
              <td text-align = "right">Insulin :</td>
<td text-align = "left" ><input type = "number" name = n5 oninput="maxLengthCheck(this)" min="0"
max="50" required></td>
            </tr>
            <tr>
              <td text-align = "right">Body mass index :</td>
              <td text-align = "left" ><input type = "number" name = n6
oninput="maxLengthCheck(this)" min="0" max="50" required></td>
            </tr>
            <tr>
              <td text-align = "right">Diabetes Pedigree function :</td>
              <td text-align = "left" ><input type = "number" name = n7
oninput="maxLengthCheck(this)" min="0" max="10" required></td>
            </tr>
            <tr>
              <td text-align = "right">Age :</td>
              <td text-align = "left" ><input type = "number" name = n8
oninput="maxLengthCheck(this)" min="0" max="100" required></td>
            </tr>
        </table>
          <input type ="submit" value="Predict">
        </form>
        <p>Results: </p>
  <form action="diet.html" method="get">
          <button type="submit">Let's go to diet</button>
        </form>
        </div>
</body>
</html>
```

Diet.html

```
<!DOCTYPE html>
<html lang="en">
<head>
   <meta charset="UTF-8">
   <meta http-equiv="X-UA-Compatible" content="IE=edge">
   <meta name="viewport" content="width=device-width, initial-scale=1.0"
 <linkhref="https://cdn.jsdelivr.net/npm/bootstrap@5.0.2/dist/css/bootstrap.min.css"
rel="stylesheet"integrity="sha384EVSTQN3/azprG1Anm3QDgpJLIm9Nao0Yz1ztcQTwFspd3yD65
VohhpuuCOmLASjC" crossorigin="anonymous">
   <title>Diet page</title>
   <style>
      body{
         background-image:url("diet1.jpg");
         background-repeat: no-repeat;
         background-attachment: fixed;
         background-size:cover;
         width: 100%;
         height: auto;
      }
   </style>
</head>
<body>
<h3>Click Below  </h3>
<div class="below">
   <form action="diet25.html">
      <input type = "submit" value = "Below 25 years">
   </form>
   </div>
   <br>
   <form action="diet50.html">
      <input type = "submit" value = "25 to 50 years">
   </form>
   <br>
   <form action="Above50.html">
```

```
<input type = "submit" value = "above 50 years">
   </form>
```

Diet25.html

```
<!DOCTYPE html>
<html lang="en">
<head>
   <meta charset="UTF-8">
   <meta http-equiv="X-UA-Compatible" content="IE=edge">
   <meta name="viewport" content="width=device-width, initial-scale=1.0">
   <linkhref="https://cdn.jsdelivr.net/npm/bootstrap@5.0.2/dist/css/bootstrap.min.css"
rel="stylesheet"integrity="sha384EVSTQN3/azprG1Anm3QDgpJLIm9Nao0Yz1ztcQTwFspd3yD65
VohhpuuCOmLASjC" crossorigin="anonymous">
   <title>below 25 yrs</title>
   <style>
h2{
          text-align: center;
          align-items: center;
          font-family: 'Lucida Sans', 'Lucida Sans Regular', 'Lucida Grande', 'Lucida Sans Unicode',
Geneva, Verdana, sans-serif;
       }
body{
          background-image: url("plane.jpeg");
          background-repeat: no-repeat;
          background-attachment: fixed;
      background-size: cover;
       }
   </style>
</head>
<body>
   <div class="row">
      <h2>BELOW 25 YEARS</h2>
      <div class="col-4" style="background-color: #C3EFED; width: 30%; max-height: 95%; margin-
left: 1%; border-radius: 15px; box-shadow: 5px 3px 4px;"
         <header>
            <strong>
```

```
            <br>
              <h4 style=" margin-left: 20px;">Day 1</h4>
             </strong>
           </header>
    <ul>
        <div class="col-4" style="background-color: #C3EFED; width: 30%; max-height: 95%; margin-
left: 2%; border-radius: 15px; box-shadow: 5px 3px 4px;"
<header>
             <strong>
             <br>
           <h4 style=" margin-left: 20px;">Day 3</h4>
             </strong>
           </header>
         <ul>
           <li>
             <strong>Breakfast (8 AM) :</strong>
             4 idli, Sambar - ½ Cup, milk(No sugar)
          </li>
           <li>
             <strong>Evening (4 PM) :</strong>
             Mixed sprouts - 1 Katori
           </li>
            <li>
             <strong>Dinner (7 PM) :</strong>
             2 roti/chapati with fish curry
           </li>
         </div>
         <br>
<br>
<br>
     <div class="row">
    <br>
    <div class="col-4" style="background-color: #C3EFED; width: 30%;  max-height: 95%; margin-
left: 2%; border-radius: 15px; box-shadow: 5px 3px 4px;"
         <header>
```

```
        <strong>
        <br>
          <h4 style=" margin-left: 20px;">Day 6</h4>
        </strong>
      </header>
  <ul>
  <div class="row">
      <br>
      <div class="col-4" style="background-color: #C3EFED; width: 30%; max-height: 95%; margin-
left: 2%; border-radius: 15px; box-shadow: 5px 3px 4px;" >
<header>
          <strong>
          <br>
            <h4 style=" margin-left: 20px;">Day 7</h4>
          </strong>
        </header>
      <ul>
        <li>
          <strong>Breakfast (8 AM) :</strong>
          Vegetable Dosa – 2, Coriander chutney – ½ Cup
        </li>
        <li>
          <strong>Lunch (1 PM) :</strong>
          Rice – 1 Cup, with chicken curry
        </li>
        <li>
          <strong>Dinner (7 PM) :</strong>
            Spinach Pulka – 2,–1/2 Cup of dal
        </li>
      </ol>
       </div>
      </div>
      <br><br>
</body>
</html>
```

Diet25to50.html

```
<!DOCTYPE html>
<html lang="en">
<head>
   <title>below 25 yrs</title>
   <style>
h2{
         text-align: center;
         align-items: center;
font-family: 'Lucida Sans', 'Lucida Sans Regular', 'Lucida Grande', 'Lucida Sans Unicode', Geneva, Verdana, sans-serif;
      }
      body{
         background-image: url("plane.jpeg");
         background-repeat: no-repeat;
         background-attachment: fixed;
         background-size: cover;
      }
   </style>
</head>
<body>
   <div class="row">
      <h2>AGE 25 TO 50 YEARS</h2>
      <div class="col-4" style="background-color: #C3EFED; width: 30%; max-height: 95%; margin-left: 1%; border-radius: 15px; box-shadow: 5px 3px 4px;" >
<header>
            <strong>
            <br>
              <h4 style=" margin-left: 20px;">Day 2</h4>
            </strong>
         </header>
      <ul>
      </ol>
      </div>
      <br>
```

```
<div class="col-4" style="background-color: #C3EFED; width: 30%; max-height: 95%; margin-left:
2%; border-radius: 15px; box-shadow: 5px 3px 4px;" >
      <br>
<br>
  <div class="col-4" style="background-color: #C3EFED; width: 30%;  max-height: 95%; margin-
left: 2%; border-radius: 15px; box-shadow: 5px 3px 4px;" >
     <ul>
      <li>
         <strong>Breakfast (8 AM) :</strong>
         Finger millet idly - 2, Tomato chutney - ½ Cup
      </li>
      <li>
        <strong>Dinner (7 PM) :</strong>
         Horse gram dosa - 2, Ridge gourd chutney - 2 tablespoon
      </li>
  </ol>
   </div>
<div class="col-4" style="background-color: #C3EFED; width: 30%; max-height: 95%; margin-left:
2%; border-radius: 15px; box-shadow: 5px 3px 4px;" >
      <header>
         <strong>
       </div>
      </div>
      <br><br>
</body>
</html>
```

Dietabove50.html

```
<!DOCTYPE html>
<html lang="en">
<head>
  <meta charset="UTF-8">
         background-image: url("plane.jpeg");
         background-repeat: no-repeat;
         background-attachment: fixed;
         background-size: cover;
```

```
}
  </style>
</head>
<body>
      <br>
      <div class="col-4" style="background-color: #C3EFED; width: 30%; max-height: 95%; margin-left: 2%; border-radius: 15px; box-shadow: 5px 3px 4px;" >
          <header>
            <strong>
            <br>
              <h4 style=" margin-left: 20px;">Day 3</h4>
            </strong>
  </header>
      <ul>
        <li>
          <strong>Breakfast (8 AM) :</strong>
          Chapathi 3 + 1/2 cup potato green peas curry
        </li>
        <li>
          <strong>Lunch (1 PM) :</strong>
          Rice - 1 Cup + Dhal - 1/2 Cup + palak subji 1/2 cup + 1/2 cup low fat curd
        </li>
        <li>
          <strong>Dinner (7 PM) :</strong>
Brocken wheat upma 1 cup + 1/2 cup green beans subji
<br>
    <div class="row">
   <br>
   <div class="col-4" style="background-color: #C3EFED; width: 30%; max-height: 95%; margin-left: 2%; border-radius: 15px; box-shadow: 5px 3px 4px;" >
      <header>
         <strong>
          <h4 style=" margin-left: 20px;">Day 4</h4>
         </strong>
      </header>
```

```
<header>
        <strong>
        <br>
         <h4 style=" margin-left: 20px;">Day 6</h4>
        </strong>
  </header>
   <ul>
      <li>
         <strong>Breakfast (8 AM) :</strong>
      mix veg Poha 1 cup + 1/2 cup low fat milk
      </li>
      <li>
         <strong>Lunch (1 PM) :</strong>
         3 chapathi + 1/2 cup cluster beans subji + fish curry (100g fish) 1/2 cup
      </li>
      <li>
         <strong>Dinner (7 PM) :</strong>
         2 roti / chapathi + ridge gourd subji 1/2 cup
      </li>
   </ol>
```

style.css

```
div {
   color: rgb(255, 255, 255);
}
h1 {
   color: green;
   font-family: Arial, sans-serif;
   font-size: 30px;
   margin-top: 50px;
p{
   font-size: 20px;
   color: black;
}
</head>
<body>
```

```
<h1>Best Recommended Doctors and Hospitals</h1>
  <h2>India</h2>
          <a href="https://www.fortismumbai.com/">Fortis Hospital</a>
          <h3>Dr. P S Lamba </h3>
          <h4>Experience : 46 YEARS</h4>
          <p>Location : Mumbai</p>
        </li>
        <li>
          <ahref="https://www.nanavatimaxhospital.org/">Nanavati Super Speciality
Hospital</a>
          <h3>Dr. Sanjiv Shah </h3>
          <h4>Experience : 38 YEARS</h4>
          <p>Location : Mumbai</p>
       </li>
        <li>
          <ahref="https://chennai.apollohospitals.com/hospitals/greams-road/">Apollo
Hospitals</a>
          <h3>Dr. Rajendiran N </h3>
          <h4>Experience : 38 YEARS</h4>
          <p>Location : chennai</p>
        </li>
        <li>
          <a href="https://www.rahejahospital.com/"> S. L. Raheja Hospital </a>
          <h3>Dr. S. N. Shah </h3>
          <h4>Experience : 37 YEARS</h4>
          <p>Location : Mumbai</p>
        </li>
      </td>
</div>
      <div class="w3-half">
      <td style="text-align:left; width : 30%;padding-left: 10%">
        <li>
          <ahref="https.//globalhospitalsmumbai.com/">Global  Hospital</a>

          <h3>Dr. Pradeep Talwalkar </h3>
```

```
                <h4>Experience : 35 YEARS</h4>
                  <p>location : Mumbai</p>
        </li>
                <li>
                  <ahref="https://www.kemhospitalpune.org/doctors/dr-chittaranjan-yajnik/">KEM
Hospital</a>
                  <h3>Dr. Chittaranjan Yajnik</h3>
                  <p>Location : Pune</p>
                </li>
                <li>
                  <ahref="https://www.maxhealthcare.in/doctor/dr-ambrish-mithal">Maxsuper
speciality hospital</a>
                  <h3>Dr.ambrish  mithal</h3>
                  <p>Location : Gurgaon</p>
                </li>
   </table>
   <h2>Hyderabad</h2>
   <table>
        <li>
<ahref="https://www.medicoverhospitals.in/diseases/diabetes/specialist/hyderabad">Medicover
Hospital</a>
            <h3>Dr. Nandana Jasti</h3>
            <h3>Dr. P Naveen Kumar</h3>
            <p>Address : Behind cyber towers, HITEC City, Madhapur</p>
        </li>
   </table>
</body>
</html>
```

O seguinte código-fonte representa vários ficheiros para a construção do sítio Web para a previsão da diabetes utilizando a aprendizagem automática. Contém diferentes ficheiros html, css e .py python para diferentes módulos e recomendações e todos os ficheiros são integrados em conjunto utilizando a estrutura Django para desenvolver o portal Web.

CAPÍTULO 5: TESTES

5.1 Estratégias de teste

5.1.1 Teste de unidade

Os testes unitários são um aspeto crítico para garantir a fiabilidade e a precisão do sítio Web de prognóstico da diabetes. A fase de teste unitário da Tabela 5.1.1.1 envolve o teste de componentes individuais ou unidades do sistema isoladamente para validar a sua funcionalidade. No caso do sítio Web de previsão da diabetes, os testes unitários centram-se na verificação da correção dos algoritmos de aprendizagem automática, dos processos de mapeamento de dados e das funcionalidades de recomendação.

Test Case	Test Case Description	Expected Outcome	Actual Outcome	Pass/Fail
UT-01	Inputting valid patient data for prediction	System predicts diabetes risk accurately	Predicted risk matches actual diabetes status for test cases	Pass
UT-02	Inputting invalid or incomplete patient data for prediction.	System prompts for required information or handles error	System displays appropriate error message or prompts	Pass
UT-03	Testing prediction accuracy with known diabetic cases	System accurately predicts diabetes for known cases	Predicted diabetes risk matches known diabetic individuals	Pass
UT-04	Testing prediction accuracy with non-diabetic cases	System correctly identifies non-diabetic individuals	Predicted non-diabetic status for test cases	Pass

Tabela 5.1.1.1 Testes unitários

5.1.2 Teste de caixa preta

O teste da caixa negra para o sítio Web de previsão da diabetes envolve a avaliação da funcionalidade e da precisão do sistema sem considerar a sua estrutura interna ou o seu código. Os casos de teste na Tabela 5.1.2.1 foram concebidos para cobrir uma série de cenários, incluindo diferentes combinações de parâmetros de saúde e resultados de previsão.

Test Case	Test Case Description	Expected Outcome	Actual Outcome	Pass/Fail
BT-01	Input preexisting information along with fresh data.	Model integrates preexisting and fresh data effectively to enhance prediction accuracy.	Model successfully integrates preexisting and fresh data to enhance prediction accuracy.	Pass
BT-02	Customize food regimen based on predicted diabetes forecast, but the regimen does not align with the user's dietary preferences	Customized food regimen should consider user's diabetes forecast, health requirements, and dietary preferences.	Customized food regimen fails to consider dietary restrictions or preferences, leading to user dissatisfaction.	Fail
BT-03	Recommend national and local diabetes management physicians.	System provides recommendations for best diabetes management physicians.	System provides accurate recommendations for best diabetes management physicians.	Pass
BT-04	Test the robustness of the prediction model with varying input parameters	Model integrates preexisting and fresh data effectively to enhance prediction accuracy.	Model maintains accuracy and reliability in predicting diabetes onset with varying input parameters.	Pass

Quadro 5.1.2.1 Ensaios de caixa negra

5.1.3 Teste de caixa branca

O teste da caixa branca, também conhecido como teste estrutural ou teste da caixa de vidro, é uma técnica de teste de software que examina a estrutura interna e a implementação do código de um programa. Os testes de caixa branca apresentados na Tabela 5.1.3.1 para o sítio Web de previsão da diabetes envolvem o exame da estrutura interna e da lógica do sistema para garantir a sua funcionalidade, fiabilidade e segurança.

Test Case	Test Case Description	Expected Outcome	Actual Outcome	Pass/Fail
WB-01	Input validation: Provide invalid age (e.g., negative value)	Error message prompting valid age input	Error message displayed for invalid age	Pass
WB -02	Prediction accuracy: Input data for healthy individual.	Predicts no diabetes with high confidence	Correctly predicts no diabetes for healthy individual	Pass
WB -03	Input data for user location	Recommends top diabetes management physicians in the nation	Provides inaccurate recommendations or fails to provide any recommendations based on user location.	Fail

Quadro 5.1.3.1 Testes de caixa branca

5.1.4 Teste do sistema

O teste do sistema é uma fase crítica do desenvolvimento de software em que todo o sistema integrado é testado para avaliar a sua conformidade com os requisitos especificados. Envolve a validação da funcionalidade, do desempenho e da fiabilidade do sistema em relação a critérios predefinidos. O teste do sistema na Tabela 5.1.4.1 garante que todos os componentes funcionam em conjunto sem problemas, identificando e rectificando quaisquer defeitos ou inconsistências antes da implementação. Esta fase avalia a capacidade do sistema para satisfazer as expectativas do utilizador e produzir os resultados pretendidos em cenários reais. Através de protocolos de teste abrangentes, o teste do sistema visa atenuar os riscos, aumentar a satisfação do utilizador e garantir a qualidade geral e a robustez do produto de software.

Test Case	Test Case Description	Expected Outcome	Actual Outcome	Pass/Fail
TC-01	SVM algorithm implementation	SVM algorithm should accurately predict diabetes	SVM predicts diabetes with high accuracy	Pass
TC -02	Healthcare support network creation	System should establish an extensive support network	Network of healthcare providers established	Pass
TC -03	Insufficient technological innovation	System should represent a substantial leap	Initiative fails to demonstrate significant innovation	Fail

Quadro 5.1.4.1 Ensaios de sistemas

5.1.5 Teste de integração

Os testes de integração verificam a interação entre diferentes componentes de um sistema para garantir que funcionam em conjunto sem problemas. Centra-se na identificação e resolução de problemas relacionados com o fluxo de dados e a integração de funcionalidades. O teste de integração na Tabela 5.1.5 .1 para o sítio Web de previsão da diabetes é uma fase crucial para garantir que todos os componentes do sistema funcionam harmoniosamente em conjunto para fornecer previsões exactas e recomendações valiosas. O processo de teste de integração envolve a combinação sistemática de módulos individuais, como o mapeamento de dados, os algoritmos de aprendizagem automática, a geração de previsões, o planeamento da dieta e as funcionalidades de recomendação do médico, para avaliar a sua interoperabilidade e o comportamento global do sistema.

Test Case	Test Case Description	Expected Outcome	Actual Outcome	Pass/Fail
IT-01	Integration Access the website on different browsers	System should establish an extensive support network	Users are engaged in proactive health management	Pass
IT-02	Users gain swift access to skilled professionals	Access to healthcare providers is expedited	System displays appropriate error message or prompts	Pass
IT-03	Validate real-time data updates and synchronization	Updates to preexisting data reflect in predictions	Predictions are updated in real-time	Pass
IT-04	Ensure security of user data during integration	Integrated data remains secure and confidential	User data does not remains secure during integration	Fail

Quadro 5.1.5.1 Ensaios de integração

CAPÍTULO 6: RESULTADOS

A captura de ecrã 6.1.1 apresenta a página inicial do portal Web de Previsão da Diabetes

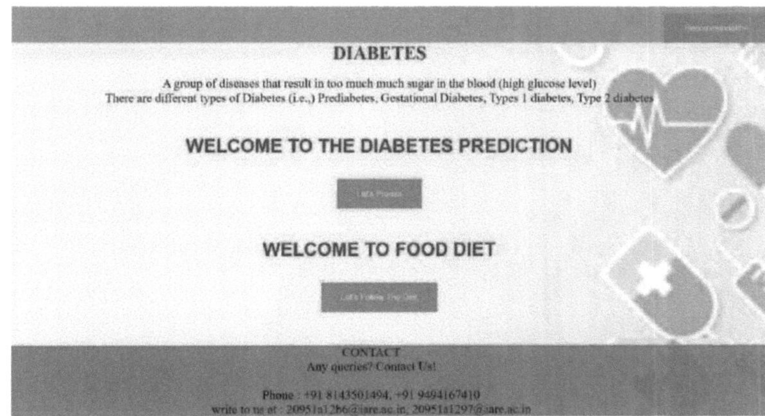

Captura de ecrã 6.1.1 Página inicial do portal Web

A imagem de ecrã 6.1.2 apresenta os parâmetros utilizados para a previsão da diabetes

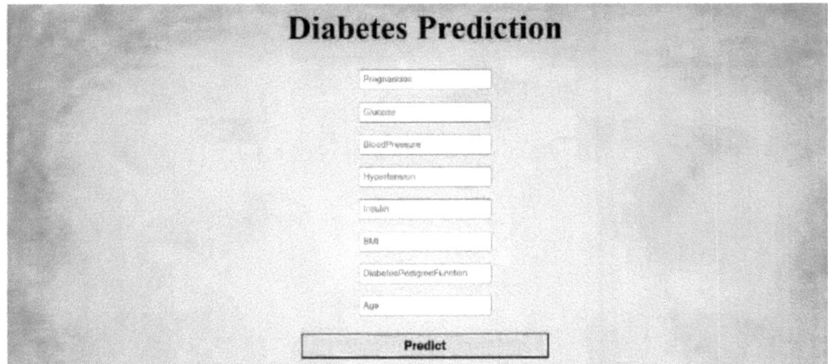

Captura de ecrã 6.1.2 parâmetros de previsão

A captura de ecrã 6.1.3 apresenta as informações pessoais sob a forma

Diabetes Prediction

1

34

65

1

5

62

9

54

Predict

Captura de ecrã 6.1.3 formulário de informações pessoais

A imagem de ecrã 6.1.4 apresenta o resultado previsto

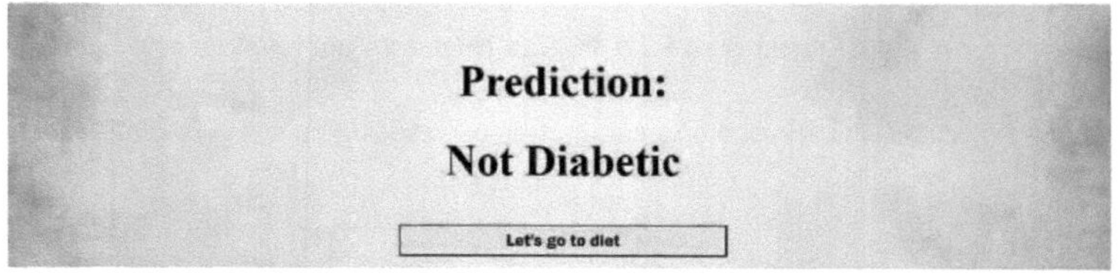

Screenshot 6.1.4 result

Resultado da captura de ecrã 6.1.4

A captura de ecrã 6.1.5 apresenta as recomendações de dieta do doente

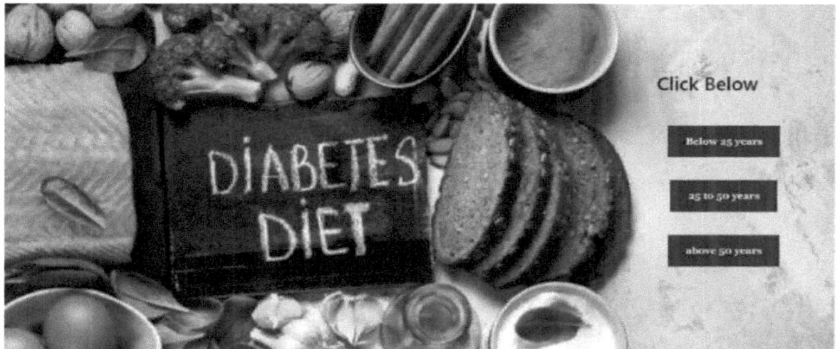

Captura de ecrã 6.1.5 recomendação de dieta

CAPÍTULO 7: CONCLUSÃO

Em conclusão, o desenvolvimento do sítio Web para a previsão da diabetes representa um avanço fundamental no domínio da tecnologia dos cuidados de saúde, oferecendo uma solução multifacetada para abordar as complexidades associadas à gestão da diabetes. Através da utilização de algoritmos sofisticados de aprendizagem automática, como o Support Vetor Machine (SVM), o sistema atinge uma precisão notável na previsão do risco de diabetes, fornecendo assim aos utilizadores informações valiosas sobre o seu estado de saúde. Esta capacidade de previsão serve como um catalisador para a gestão proactiva da saúde, permitindo que os indivíduos tomem decisões informadas e tomem medidas preventivas para mitigar os riscos associados às complicações relacionadas com a diabetes.

Além disso, a integração de planos de dieta personalizados no sistema sublinha o seu compromisso com a promoção holística da saúde e a prevenção de doenças. Ao fornecer recomendações dietéticas personalizadas com base nos resultados previstos da diabetes, o site permite que os utilizadores adoptem modificações no estilo de vida saudável que conduzem à prevenção e gestão da diabetes. Esta abordagem personalizada reconhece as necessidades e preferências únicas de cada utilizador, fomentando um sentimento de capacitação e autonomia no seu percurso de saúde.

Além disso, a funcionalidade de recomendação do sistema para profissionais de saúde aumenta a sua utilidade, facilitando o acesso sem problemas a cuidados e conhecimentos especializados. Ao sugerir os melhores médicos e centros de diagnóstico especializados no tratamento da diabetes em toda a Índia e, especificamente, em Hyderabad, o sítio Web preenche a lacuna entre os utilizadores e os prestadores de cuidados de saúde, garantindo intervenções atempadas e um apoio abrangente. Esta abordagem colaborativa promove um ecossistema de cuidados de saúde centrado na gestão proactiva e nos cuidados centrados no doente, contribuindo, em última análise, para melhorar os resultados de saúde e a qualidade de vida das pessoas que vivem com diabetes.

CAPÍTULO 8: ÂMBITO FUTURO

O âmbito futuro do sítio Web de previsão da diabetes vai para além da sua funcionalidade inicial, apresentando oportunidades de aperfeiçoamento e expansão. Em primeiro lugar, a integração de parâmetros de saúde e fontes de dados adicionais pode aperfeiçoar o modelo de previsão, aumentando a sua precisão e fiabilidade. A incorporação de variáveis como a predisposição genética, factores de estilo de vida e medições de biomarcadores pode proporcionar uma compreensão mais abrangente dos perfis individuais de risco de diabetes. Além disso, a utilização de tecnologias emergentes, como dispositivos portáteis e sistemas de monitorização contínua da glicose, pode permitir a recolha de dados em tempo real, facilitando actualizações dinâmicas do modelo de previsão e recomendações personalizadas.

Em segundo lugar, o sítio Web pode evoluir para uma plataforma abrangente de gestão e apoio à diabetes, oferecendo intervenções e recursos adaptados aos utilizadores em diferentes fases da doença. Isto inclui o desenvolvimento de ferramentas interactivas para a auto-monitorização, a adesão à medicação e a modificação do estilo de vida, permitindo que os utilizadores tomem medidas proactivas para obter melhores resultados em termos de saúde. Além disso, a plataforma pode promover o envolvimento da comunidade através de fóruns, grupos de apoio e redes entre pares, facilitando a partilha de conhecimentos, o apoio emocional e a resolução colectiva de problemas entre as pessoas que vivem com diabetes.

Além disso, a expansão da cobertura geográfica e a colaboração com instituições de saúde podem melhorar a acessibilidade e o impacto do sítio Web. A parceria com clínicas, hospitais e centros de saúde comunitários em toda a Índia pode permitir vias de encaminhamento contínuas, facilitando o acesso atempado a cuidados especializados e serviços de diagnóstico. Além disso, a incorporação de capacidades de telemedicina pode ultrapassar barreiras geográficas, permitindo consultas remotas e cuidados de acompanhamento para utilizadores em regiões mal servidas. Ao inovar e adaptar-se continuamente à evolução das necessidades dos utilizadores e dos sistemas de saúde, o sítio Web de previsão da diabetes pode desempenhar um papel fundamental na melhoria da prevenção, gestão e resultados da diabetes à escala nacional.

REFERÊNCIAS

[1] V. Anuj aKumari,R.Chithra."Classification of Diabetes Disease Using Support Vetor Machine".vol 3.,Issue 2,March-April 2013,pp.1797-1801.www.ijera.com.C. Darwin e P. Prodger, "The Expression of the Emotions in Man and Animals," Oxford University Press, Oxford, MA, USA, 1998.

[2] K. Rajesh e V. Sangeetha, "Application of Data Mining Methods and Techniques for Diabetes Diagnosis", International Journal of Engineering and Innovative Technology (IJEIT) Volume 2, Issue 3, setembro de 2012.J. Goodfellow, D. Erhan, P. L. Carrier et al., "Challenges in representation learning: a report on three machine learning contests," Neural Information Processing, Springer, Berlin, Germany, pp. 117- 124, 2013.

[3] https ://www. sciencedirect.com/science/article/pii/S2001037023 004531

[4] Thi Ngoc Trang Tran, Alexander Felfernig, Christoph Trattner e Andreas Holzinger, "Recommender systems in the healthcare domain: state-of-the-art and research issues", Journal of Intelligent Information Systems, vol. 57, 2020, pp. 171-201, doi: 10.1007/s10844-020- 00633- 6.B. Martinez e M. F. Valstar, "Advances, challenges, and opportunities in automatic facial expression recognition," in Advances in Face Detection and Facial Image Analysis, pp. 63-100, Springer, Cham, Switzerland, 2016.

[5] Inigo Orue-Saiz, Miguel Kazarez, And Amaia Mendez-Zorrilla, "Systematic Review Of Nutritional Recommendation Systems", Applied Science, vol. 11, no. 24: 12069, 2021, doi: https://doi.org/10.3390/app112412069.H. Gunes e B. Schuller, "Categorical and dimensional affect analysis in continuous input: current trends and future directions," Image and Vision Computing, vol. 31, no. 2, pp. 120-136, 2013.

[6] Rachel Yera Toledo, Ahmad A Alzahrani e Luis Martinez, "Um sistema de recomendação de alimentos considerando informações nutricionais e preferência do usuário", IEEE Access, vol.7,2019, pp. 9669596711, doi: 10.1109/ACCESS.2019.2929413.B. Yang, J. Yan, Z. Lei, S. Z. Li, recursos de canal agregado para deteção de rosto com várias visualizações, em: Biometrics (IJCB), 2014 IEEE International Joint Conference on, IEEE, 2014, pp. 1-8.

[7] Klinkenberg, W.; Dean, S.B.; Brian, M.W.; Koichiro, O.; Joe, M.I.; Jan, C.G.; Wm Claiborne, D. Inpatients' willingness to recommend: a multilevel analysis. Health Care Managemet. Rev. 2011, 36, 349-358

[8] Christopher J.C. Burges. "A Tutorial on Support Vetor Machines for Pattern Recognition. Data Mining and Knowledge Discovery", Springer, 2(2), pp.121-167, 1998A. Shrivastava, A. Gupta, R. Girshick, Training region-based object detectors with online hard example mining, arXiv preprint arXiv:1604.03540.

[9] R. West, R. W. White e E. Horvitz. From cookies to cooks: insights on dietary patterns via analysis of web usage logs. Na Conferência da World Wide Web (WWW), páginas 1399-1410, 2013.Rama Devi Burri, Ram Burri, Ramesh Reddy Bojja, Srinivasarao Buraga "Análise de sinistros de seguros usando algoritmos de aprendizado de máquina", Revista Internacional de Tecnologia Inovadora e Engenharia de Exploração (IJITEE), Volume-8, Issue-6S4, abril-2019, ISSN: 2278-3075.

[10] M. Maniruzzaman, M. J. Rahman, B. Ahammed, e M. M. Abedin, "Classification and prediction of diabetes disease using machine learning paradigm," Health Information Science and Systems, vol. 8, no. 1, p. 7,2020

[11] M. Wiesner, D. Pfeifer "Adapting Recommender Systems to the Requirements of Personal Health Record Systems" in Proc. ACM Int. Health Informatics.

[12] N. S. El Jerjawi e S. S. Abu-Naser, "Previsão de diabetes usando rede neural artificial", 2018.

[13] Organização Mundial de Saúde (OMS), "Definição, diagnóstico e classificação da diabetes mellitus e das suas complicações", parte 1. WHO/NCD/NCS/2016.2,(2016)

[14] M. Khalilia, S. Chakraborty, e M. Popescu, "Predicting disease risks from highly imbalanced data using random forest," BMC medical informatics and decision making, vol. 11, no. 1, p. 51, 2011

[15] Klonoff, D.C., Lias, C., Vigersky, R., Clarke, W., Parkes, J.L., Sacks, D.B., Kirkman, M.S., Kovatchev, B., Aurand, L., Benson, C., Bernhardt, P., Blonde, L., Breton, M.,Buckingham, B., Cariski, A., Colburn, S., Flacke, F., Harrison, B., Herman, C. e Hinzmann,R. (2014). A grelha de erros de vigilância. Jornal de

Ciência e Tecnologia da Diabetes, 8(4), pp.658-672.

[16] Jun Gao, Ninghao Liu, Mark Lawley, e Xia Hu, "An Interpretable Classification Framework for Information Extraction from Online Healthcare Forums", Journal of Healthcare Engineering, Cui Tao,vol. 2017, Article ID 2460174, https://doi.org/10.1155/2017/2460174.

[17] Celestine Iwendi, Suleman Khan, Joseph Henry Anajemba, Ali Kashif Bashir e Fazal Noor, "Realizando um sistema eficiente de recomendação de dieta para pacientes assistidos por IoMT por meio de modelo de aprendizado de máquina", IEEE Access, vol. 8,2020, pp. 28462-28474, doi: 10.1109/ACCESS.2020.296853.

[18] Sheetz, K.H.; Seth, A.W.; Micah, E.G.; Darrell, A.C., Jr.; Michael, J.E. Patients' perspectives of care and surgical outcomes in Michigan: an analysis using the CAHPS hospital survey. Ann. Surg. 2014, 260, 5-9.

[19] Blumberg, J. 1997. Nutritional Needs of Seniors (Necessidades nutricionais dos idosos). Journal of the American College of Nutrition 16(6):517-523.

[20] Volkert, D.; Kruse, W.; Oster, P.; e Schlierf, G. 1992. Malnutrition in geriatric patients: diagnostic and prognostic significance of nutritional parameters. Annals of Nutrition Metabolism 36:97-112.

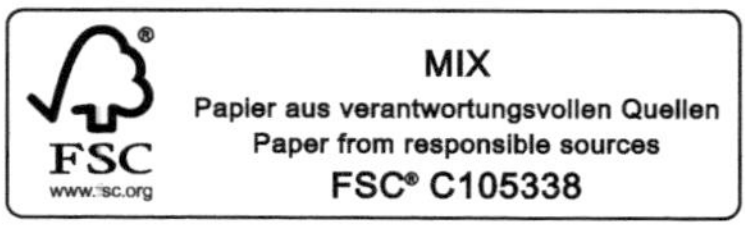

Printed by Books on Demand GmbH, Norderstedt / Germany